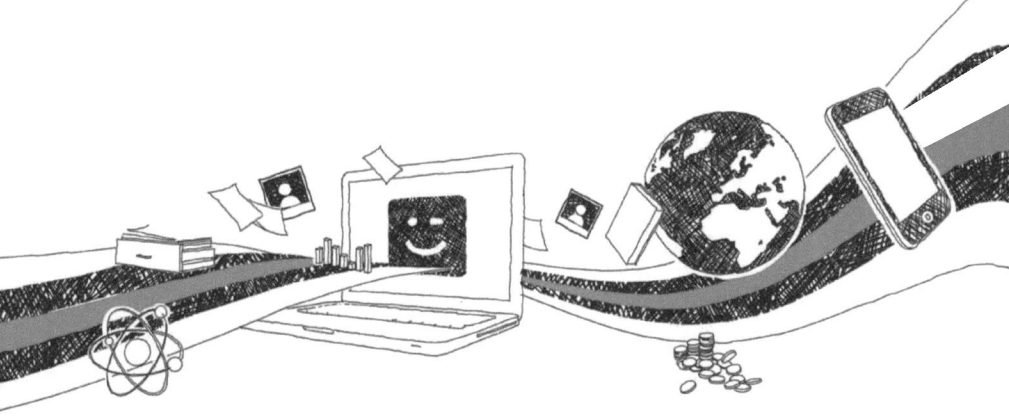
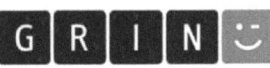

Horst Siegfried Kolb; BA, MSc

# Evidence-based Practice. Einführungsvortrag

GRIN Verlag

**Bibliografische Information der Deutschen Nationalbibliothek:**

Die Deutsche Bibliothek verzeichnet diese Publikation in der Deutschen National-
bibliografie; detaillierte bibliografische Daten sind im Internet über http://dnb.d-
nb.de/ abrufbar.

**Impressum:**

Copyright © 2014 GRIN Verlag GmbH
Druck und Bindung: Books on Demand GmbH, Norderstedt Germany
ISBN: 978-3-656-83792-3

**Dieses Buch bei GRIN:**

http://www.grin.com/de/e-book/280677/evidence-based-practice-einfuehrungsvor-
trag

**GRIN - Your knowledge has value**

Der GRIN Verlag publiziert seit 1998 wissenschaftliche Arbeiten von Studenten, Hochschullehrern und anderen Akademikern als eBook und gedrucktes Buch. Die Verlagswebsite www.grin.com ist die ideale Plattform zur Veröffentlichung von Hausarbeiten, Abschlussarbeiten, wissenschaftlichen Aufsätzen, Dissertationen und Fachbüchern.

**Horst Siegfried Kolb; BA, MSc**

# Evidence-based Practice (EbP)

Einführungsvortrag

September 2014

Horst Siegfried Kolb; BA, MSc

# Evidence-based Practice (EbP)

# Evidence-based Practice

## Evidence-based medicine (EbM)

- Evidence-based palliative medicine
- Evidence-based emercency medicine
- Evidence-based complementary and alternative medicine
- Evidence-based veterinary medicine

## Evidence-based nursing (EbN)

- Evidence-based nursing care
- Evidence-based nursing practice
- Evidence-based caring
- Evidence-based emergency care

# Evidence-based Practice

- **Evidence-based public health (EbPH)**
  - Evidence-based health care

- **Evidence-based therapy**
  - Evidence-based physiotherapy
  - Evidence-based physical therapist practice
  - Evidence-based rehabilitation

- **Evidence-based teaching (EbT)**

- **Evidence-based social work (EbSW)**

- **Evidence-based management / policy ....**

# Evidence-based Practice

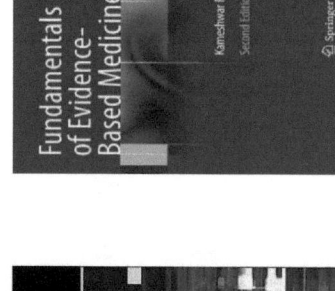
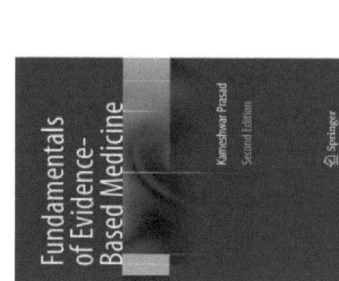
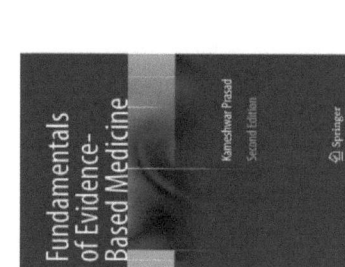

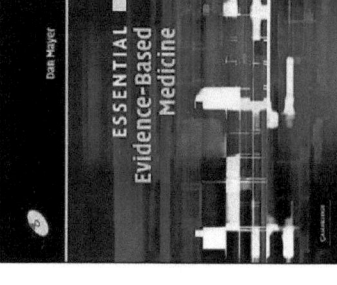

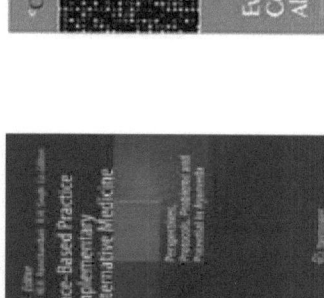
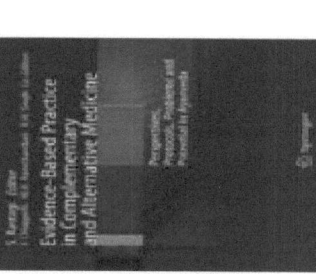

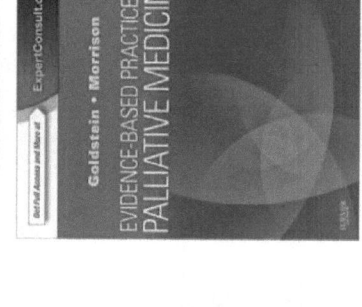
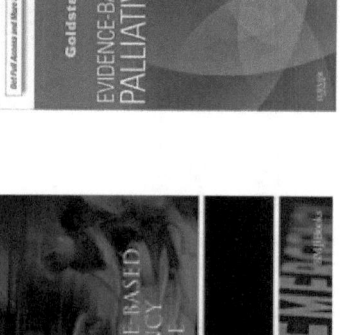

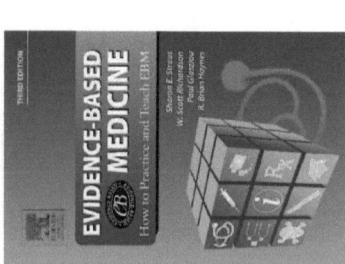

Horst Siegfried Kolb; BA, MSc

Evidence-based Practice  /  EbP

# Kompetenzzentrum für Fort- und Weiterbildung

## Evidence-based Practice

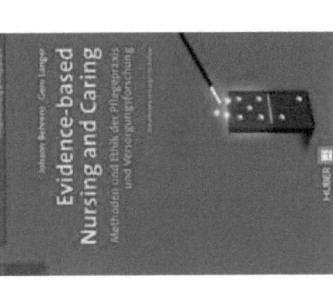
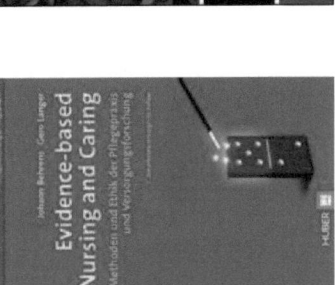

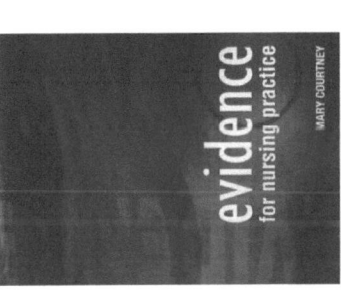
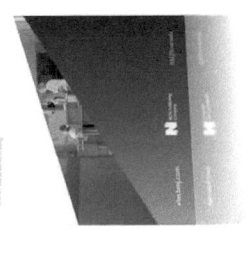
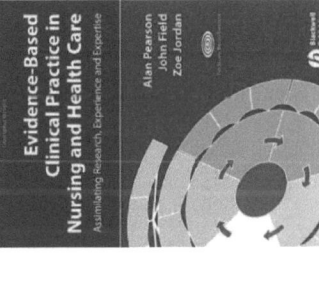
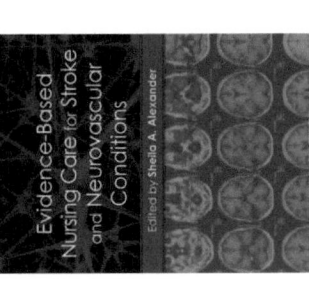
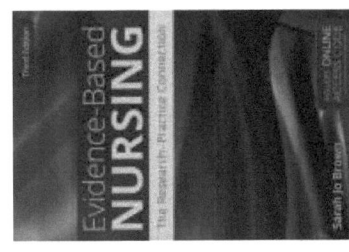
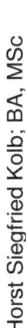

Horst Siegfried Kolb; BA, MSc

Evidence-based Practice  /  EbP

# Evidence-based Practice

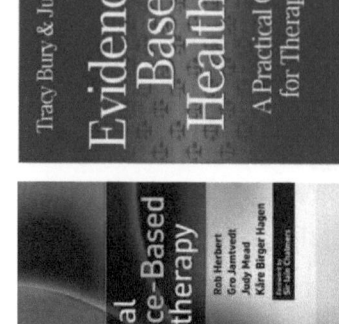

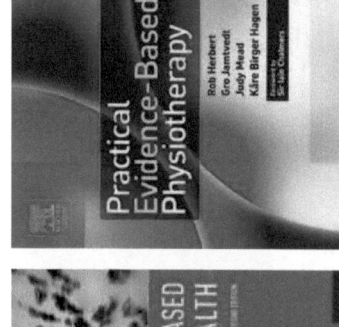

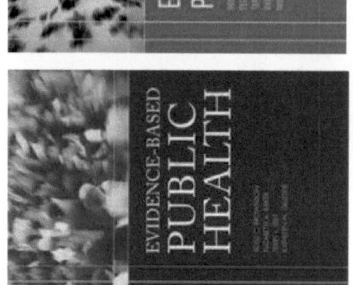

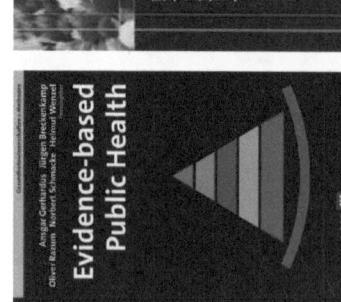

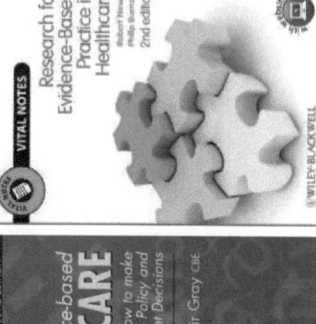

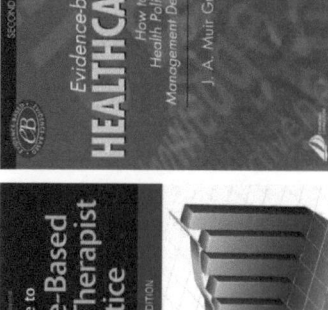

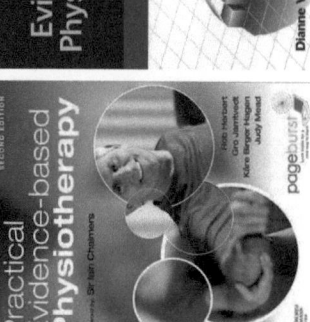

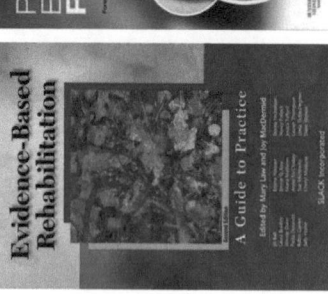

# Evidence-based Practice

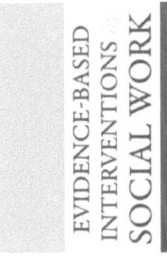
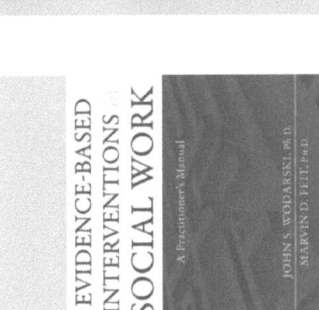
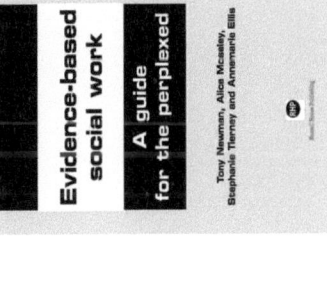
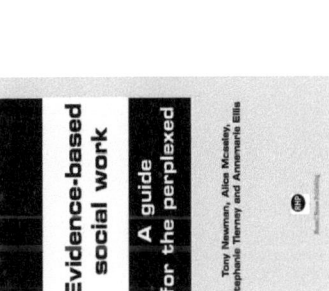
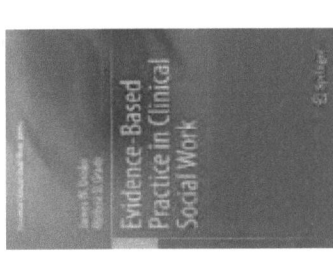
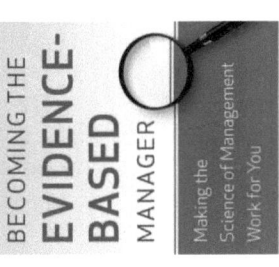
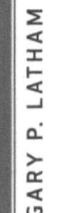
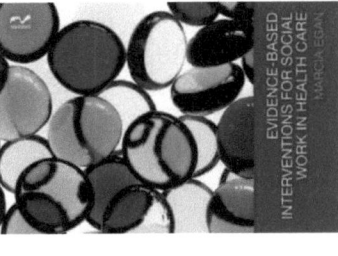
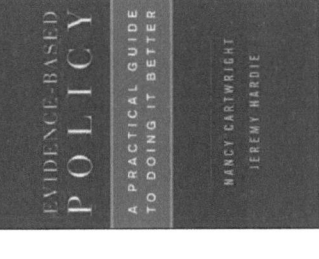
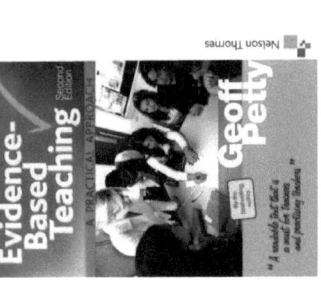

## Evidence-based Practice

**Begriffsbestimmung**

# Evidence ≠ Evidenz

(engl.)            (dt.)

# Evidence-based Practice

## Begriffsbestimmung

### Evidenz (dt.):

„Im deutschen Sprachgebrauch sprechen wir von Evidenz, wenn etwas augenscheinlich ist. Etwas gilt als evident, wenn es nicht erklärt oder begründet werden muss, sondern sich von selbst versteht. [...] Der geäußerte Gedanke ist ohne eine weitere Form der Begründung plausibel und überzeugend. Somit bricht etwas, das als evident gilt, einen argumentativ gestützten Diskurs ab. Es muss nichts weiter gesagt werden, die Auseinandersetzung ist an ihr Ende gekommen." (Jornitz 2008:206-207)

# Evidence-based Practice

## Begriffsbestimmung

### Evidence (engl.):

„Das Englische unterscheidet zwischen self-evidence und evidence. Als ‚self-evidence' wird das verstanden, was im Deutschen als Evidenz gilt: eine Offenbarung ohne weitere Legitimation: sich selbst evident sein.

‚Evidence' hingegen, [...] kann jedes ‚Mittel der Bestätigung und Rechtfertigung einer Annahme' sein, auch alles, ‚was Grundlage einer Meinung' [...] ist. [...]

Diese im Deutschen und Englischen über Kreuz gehenden Begriffsverständnisse erschweren die Klärung dessen, was mit einer [...] [evidence-based] gemeint sein könnte." (Jornitz 2008, 207)

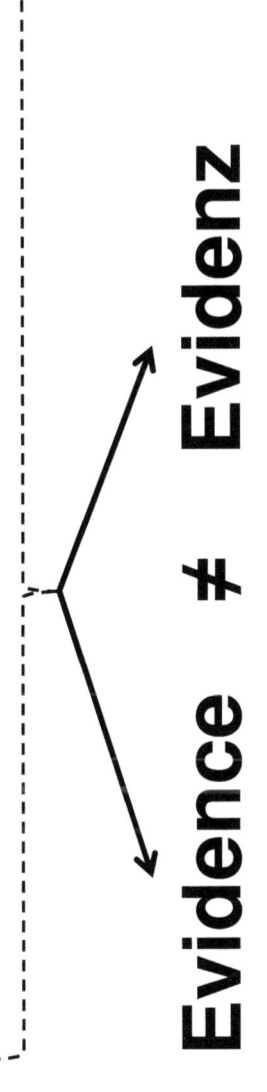

# Evidence-based Practice

## Begriffsbestimmung

lat. Evidentia = Veranschaulichung, Ersichtlichkeit, Klarheit, Deutlichkeit, Sichtbarkeit

lat. evidens = ersichtlich, sichtbar, augenscheinlich, einleuchtend, offenbar, unverkennbar, erwiesen

**Evidence ≠ Evidenz**

(engl.)  (dt.)

# Evidence-based Practice

## Begriffsbestimmung

# Evidence ≠ Evidenz

(engl.)                        (dt.)

=   das durch Belege, Beweise, Hinweise, Indizien, Nachweise, Belegte und Bewiesen

➜ **auf Beweise (Wirksamkeit) beruhend**

=   das dem Augenschein nach unbezweifelbar Erkennbare

oder

die unmittelbare, mit besonderem Wahrheitsanspruch auftretende vollständige Einsicht

# Evidence-based Practice

## Gesetzliche Gründe für EbP

Beispiel:     **SGB V**     **Gesetzliche Krankenversicherung**

**§ 2 (1)  Leistungen**

[…] Qualität und Wirksamkeit der Leistungen haben dem allgemein anerkannten Stand der medizinischen Erkenntnisse zu entsprechen und den medizinischen Fortschritt zu berücksichtigen.

# Evidence-based Practice

## Gesetzliche Gründe für EbP

Beispiel:     SGB V     **Gesetzliche Krankenversicherung**

**§ 12 (1) Wirtschaftlichkeitsgebot**

Die Leistungen müssen ausreichend, zweckmäßig und wirtschaftlich sein; sie dürfen das Maß des Notwendigen nicht überschreiten. Leistungen, die nicht notwendig oder unwirtschaftlich sind, können Versicherten nicht beanspruchen, dürfen die Leistungserbringer nicht bewirken und die Krankenkassen nicht bewilligen.

# Evidence-based Practice

## Gesetzliche Gründe für EbP

Beispiel: **SGB V** **Gesetzliche Krankenversicherung**

**§ 70 (1) Qualität, Humanität und Wirtschaftlichkeit**

Die Krankenkassen und die Leistungserbringer
haben eine bedarfsgerechte und gleichmäßige, dem
allgemein anerkannten Stand der medizinischen
Erkenntnisse entsprechende Versorgung der
Versicherten zu gewährleisten. Die Versorgung [...]
muß ausreichend und zweckmäßig sein, darf das
Maß des Notwendigen nicht überschreiten und muß
in der fachlich gebotenen Qualität sowie
wirtschaftlich erbracht werden.

# Evidence-based Practice

## Gesetzliche Gründe für EbP

Beispiel:     **SGB XI     Soziale Pflegeversicherung**

### § 28 (2) Leistungsarten, Grundsätze

Die Pflegekassen und die Leistungserbringer haben sicherzustellen, daß die Leistungen nach Absatz 1 nach allgemein anerkanntem Stand medizinisch-pflegerischer Erkenntnisse erbracht werden.

# Evidence-based Practice

## Gesetzliche Gründe für EbP

Beispiel:     **SGB VII**          **Rehabilitation und Teilhabe behinderter Menschen**

**§ 26 (3)  Grundsatz**

Qualität und Wirksamkeit der Leistungen zur Heilbehandlung und Teilhabe haben dem allgemein anerkannten Stand der medizinischen Erkenntnisse zu entsprechen und den medizinischen Fortschritt zu berücksichtigen. Sie werden als Dienst- und Sachleistungen zur Verfügung gestellt, soweit dieses oder das Neunte Buch keine Abweichungen vorsehen.

# Evidence-based Practice

## „Eisen und föhnen" als Dekubitus-Prophylaxe

= veraltete und mittlerweile erwiesenermaßen unwirksame Methode zur Dekubitusprophylaxe.

In Annahme, dass Haut auf Wärme mit einer lokalen reaktiven Hyperthermie besser durchblutet würde, wurde zunächst die risikobelasteten Stellen mit Eis gekühlt (eisen) und anschließend mit einem Haartrockner (föhnen) wieder erwärmt.

Methode hat nur noch historische Bedeutung und sollte im klinischen Alltag nicht zur Dekubitusprophylaxe angewendet werden! (PflegeWiki 2013)

# Kompetenzzentrum für Fort- und Weiterbildung

# Evidence-based Practice

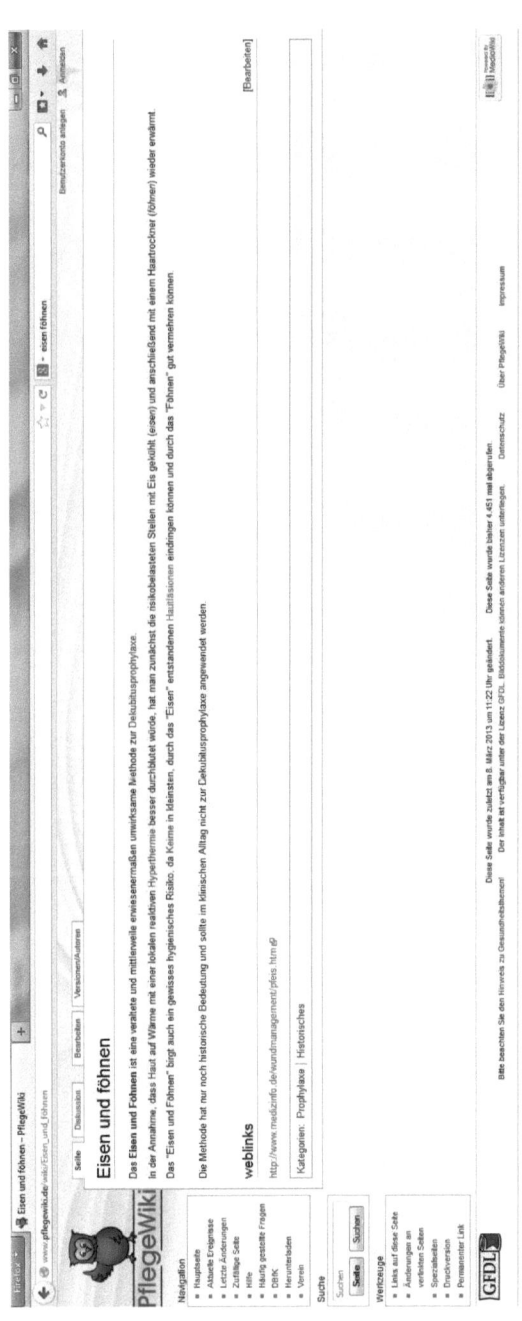

**Eisen und föhnen**

Das **Eisen und Föhnen** ist eine veraltete und mittlerweile erwiesenermaßen unwirksame Methode zur Dekubitusprophylaxe.

In der Annahme, dass Haut auf Wärme mit einer lokalen realativen Hyperthermie besser durchblutet würde, hat man zunächst die risikobelasteten Stellen mit Eis gekühlt (eisen) und anschließend mit einem Haartrockner (föhnen) wieder erwärmt.

Das "Eisen und Föhnen" birgt auch ein gewisses hygienisches Risiko, da Keime in Ideristen, durch das "Eisen" entstandenen Hautläsionen eindringen können und durch das "Föhnen" gut vermehren können

Die Methode hat nur noch historische Bedeutung und sollte im klinischen Alltag nicht zur Dekubitusprophylaxe angewendet werden.

**weblinks**

http://www.medizinfo.de/wundmanagement/pfles.htm

Kategorien: Prophylaxe | Historisches

Kompetenzzentrum für Fort- und Weiterbildung

# Evidence-based Practice

## Komponenten einer evidence-basierten Entscheidung

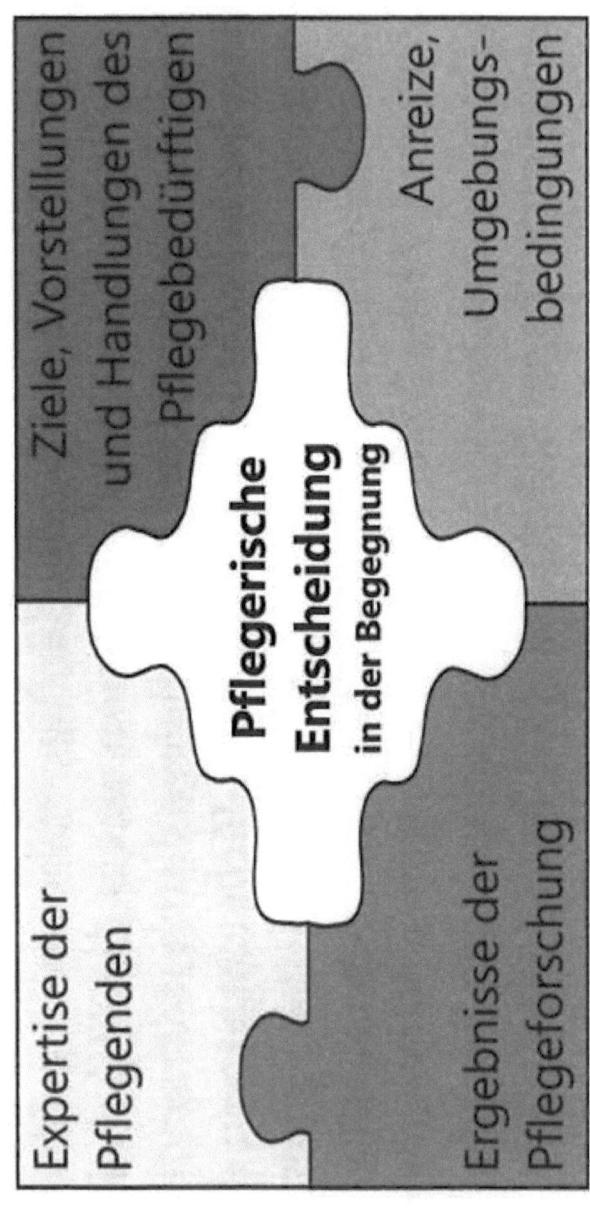

(Behrens & Langer 2010:28)

**Kompetenzzentrum für Fort- und Weiterbildung**

# Evidence-based Practice

## Komponenten einer evidence-basierten Entscheidung

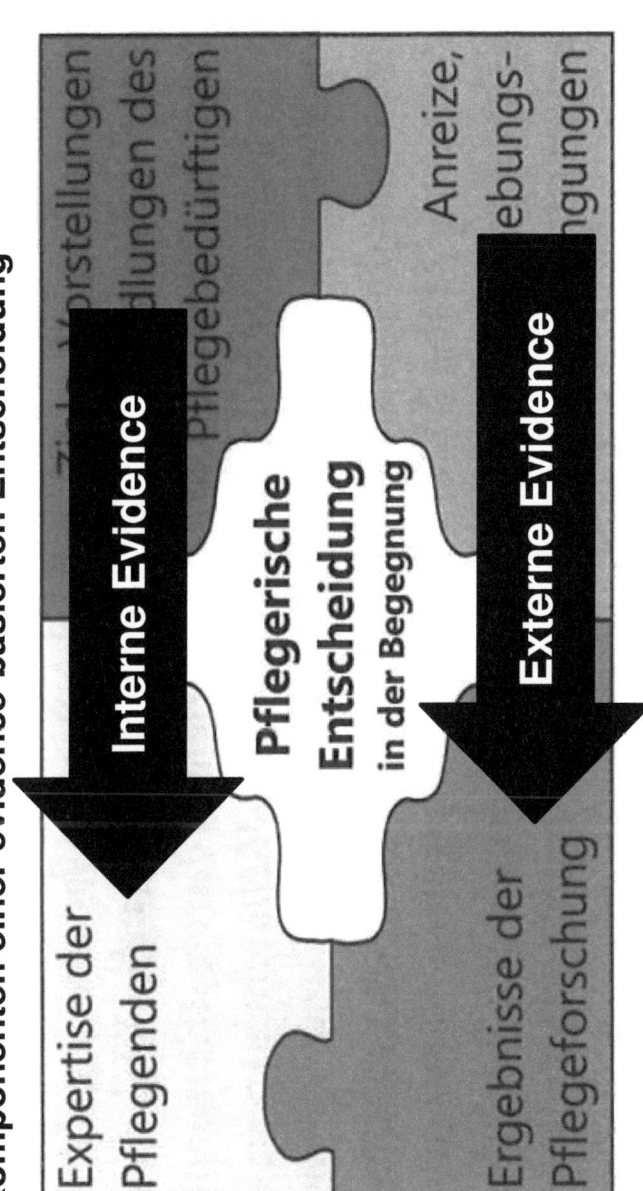

(Behrens & Langer 2010:28)

Horst Siegfried Kolb; BA, MSc

Evidence-based Practice  /  EbP

21

# Evidence-based Practice

## Interne Evidence

- Wissen

- Erfahrung(en)

- ethisch-moralische Wertvorstellung

- ...

    der Pflegekraft / des Therapeuten

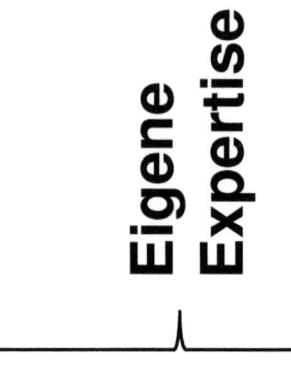

**Eigene Expertise**

# Evidence-based Practice

## Externe Evidence

- Wissen

- Erfahrung(en)

- Erkenntnisse

  der Forschung

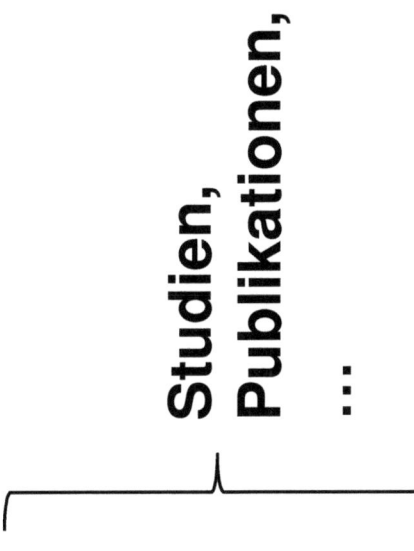

**Studien,
Publikationen,
...**

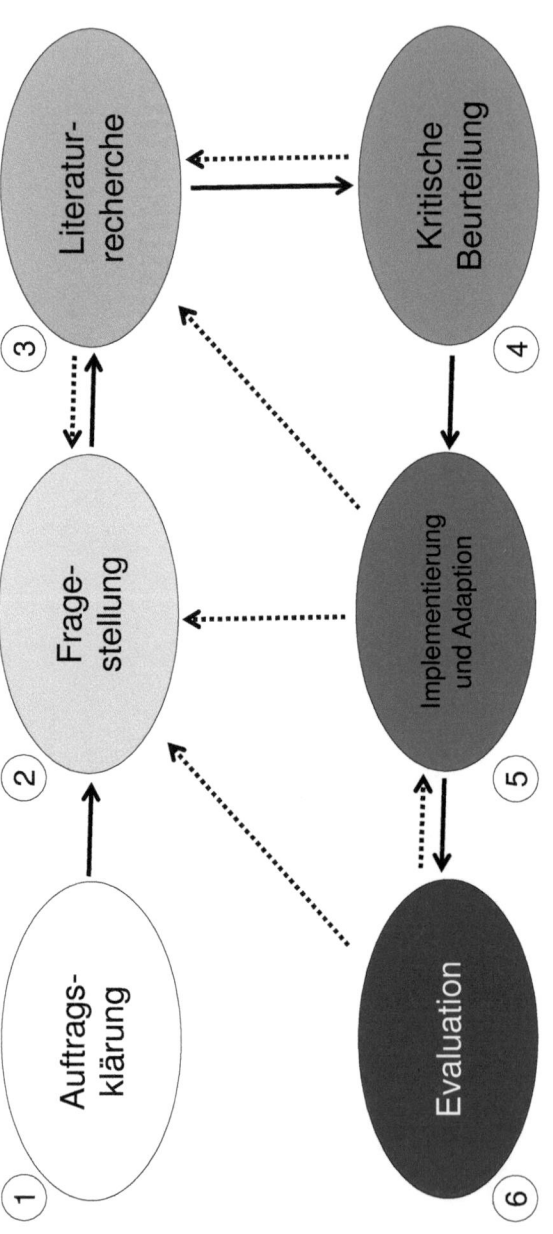

# Kompetenzzentrum für Fort- und Weiterbildung

# Evidence-based Practice

## Methode der 6 Schritte

① Auftragsklärung

② Fragestellung

③ Literaturrecherche

④ Kritische Beurteilung

⑤ Implementierung und Adaption

⑥ Evaluation

(Eigene Abbildung in Anlehnung an Behrens & Langer 2010:42)

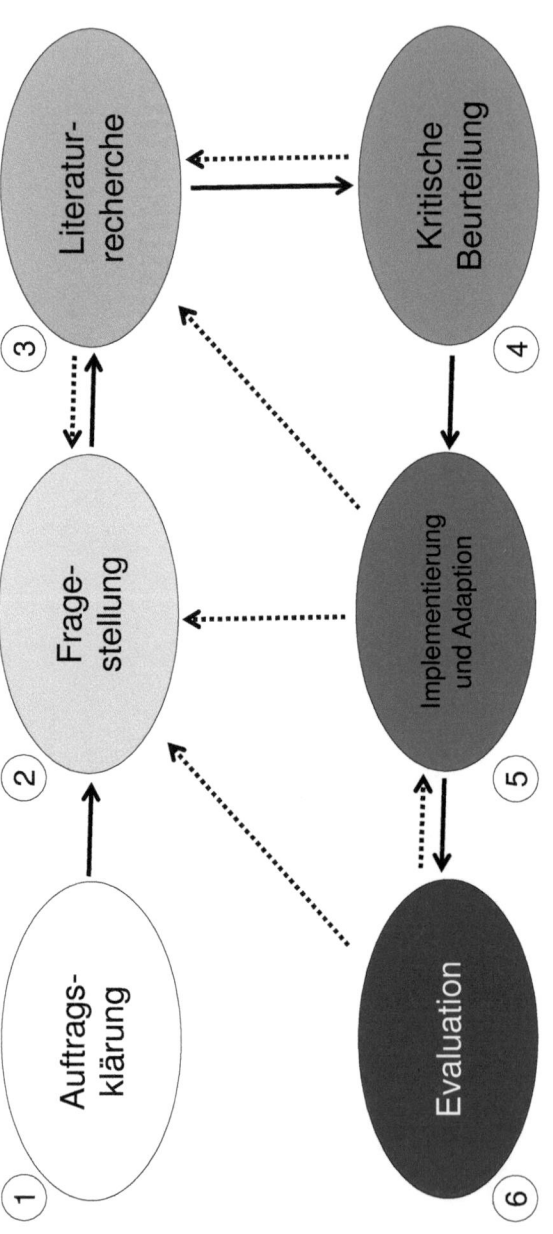

Horst Siegfried Kolb; BA, MSc          Evidence-based Practice  /  EbP          24

# Evidence-based Practice

## 1. Schritt:    Auftragsklärung

- Auseinandersetzung mit der Aufgabe
- Inhalte, Verantwortlichkeiten, Zuständigkeitsbereiche definieren

„Bin ich überhaupt dafür zuständig / verantwortlich?"

„Fällt es überhaupt in meinen Verantwortungsbereich?"

„Kann ich es überhaupt beeinflussen?"

Beispiel:    Differenzierung Pflege / Medizin

Hat die Pflege einen Einfluss auf die Behandlung?

Kompetenzzentrum für Fort- und Weiterbildung

# Evidence-based Practice

## 2. Schritt:     Fragestellung

- Formulierung eine beantwortbaren Frage
- möglichst präzise und konkrete Frage erstellen

„Was interessiert mich genau?"

Nutzung des PIKE-Schemas:

**P**     Person(en-kreis)

**I**      Intervention

**K**     Kontrollintervention

**E**     Ergebnis(maß)

Horst Siegfried Kolb; BA, MSc          Evidence-based Practice   /   EbP

Kompetenzzentrum für Fort- und Weiterbildung

# Evidence-based Practice

## 3. Schritt:    Literaturrecherche

- Suche nach Forschungsarbeiten, die geeignet sind, die zuvor

  formulierte Fragestellung zu beantworten

- Suche in Datenbanken (vgl. Anhang)

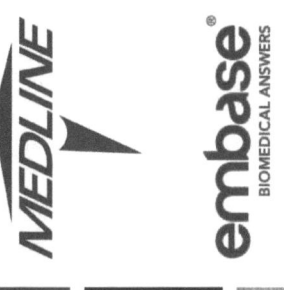

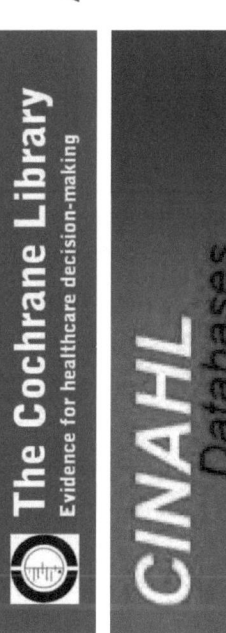

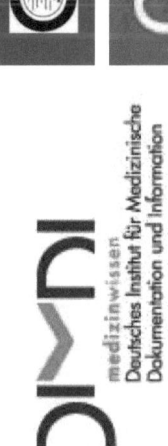

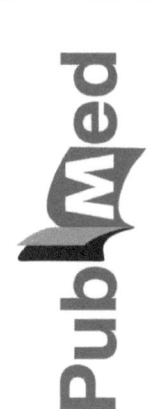

Kompetenzzentrum für Fort- und Weiterbildung

# Evidence-based Practice

## 4. Schritt:    Kritische Beurteilung

- Qualität der gefundenen Ergebnisse wird beurteilt

- Studien und Veröffentlichungen unterscheiden sich in ihrer Güte

- Levels of evidence:

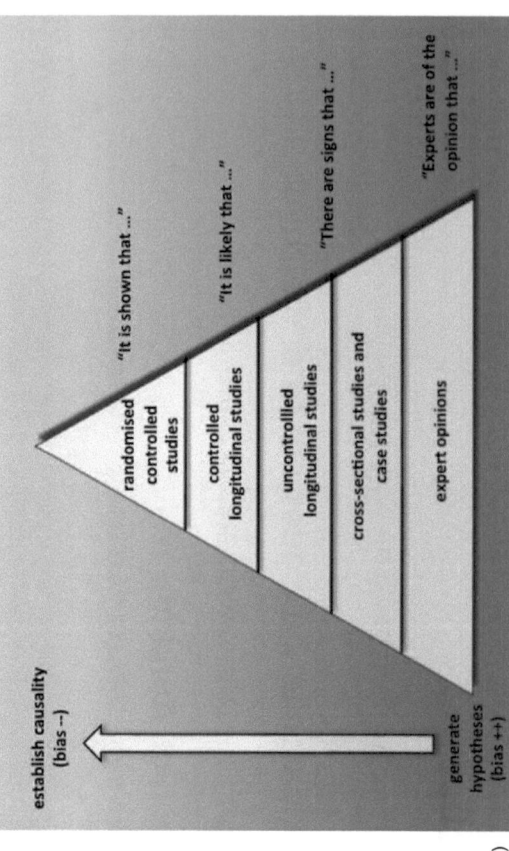

(CEBMa 2013)

Kompetenzzentrum für Fort- und Weiterbildung

# Evidence-based Practice

## 4. Schritt:    Kritische Beurteilung

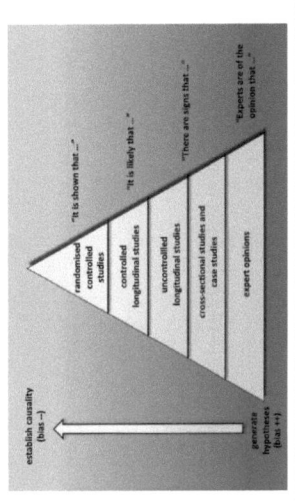

(CEBMa 2013)

## Levels of evidence:

| Level | Studie |
|---|---|
| 1a | Homogene systematische Überblicksarbeit / Metaanalyse von RCT's |
| 1b | Einzelne RCT's (mit engem Konfidenzinterevall) |
| 2a | Homogene systematische Überblicksarbeit / Metaanalyse von Kohortenstudien |
| 2b | Einzelne Kohortenstudien; RCT's minderer Qualität |
| 3a | Homogene systematische Überblicksarbeit / Metaanalyse von Fall-Kontroll-Studien |
| 3b | Einzelne Fall-Kontroll-Studien |
| 4 | Fallserien und qualitativ mindere Kohorten- u. Fall-Kontroll-Studien |
| 5 | Meinungen von Experten, Konsensuskonferenzen, Erfahrungen von Autoritäten |

(Tabelle angelehnt an Behrens & Langer 2010:158)

# Evidence-based Practice

## 5. Schritt: Implementierung und Adaption

- Umsetzung der Ergebnisse in die eigene Praxis

- ggf. Anpassung der Ergebnisse an die eigene Praxis

- Umfang der Modifikation ergibt sich aus der Studienqualität und der eigenen Zielsetzung / Fragestellung

# Evidence-based Practice

## 6. Schritt:     Evaluation

- Überprüfung / Feststellung, ob die Umsetzung der gewonnenen Erkenntnisse in der Praxis zum Erfolg geführt hat

- Soll-Ist-Analyse

# PRAXISBEISPIEL

# Evidence-based Practice

## Praxisbeispiel

Sie arbeiten im beschützenden Bereich (Demenzstation) eines Alten- und Pflegeheimes. Während Ihrer Tätigkeit bemerken Sie, dass aufgrund übermäßigen Bewegungsdranges die Bewohner mit Demenz an Gewicht verlieren.

Dies kann nach Ihrer Ansicht zwei Gründe haben: Bewohner, die ständig umherlaufen sitzen nicht am Tisch und essen; andererseits führt die erhöhte Bewegung zu einem erhöhten Energiebedarf. Kürzlich lesen Sie, dass „Fingerfood" eine geeignete Möglichkeit der Intervention sein soll.

Horst Siegfried Kolb; BA, MSc Evidence-based Practice / EbP

# Evidence-based Practice

## Praxisbeispiel

Sie sprechen das Konzept „Fingerfood" bei der Heimleitung an und bitten um Freigabe finanzieller Mittel. Damit möchten Sie „Fingerfood" auf Ihrer Station implementierten.

Ihr Heimleiter (MA Betriebswirtschaftlehre) zögert und meint:

„Woher soll ich denn wissen, ob Ihr Konzept „Fingerfood" wirklich etwas bringt? Das kostet unserer Einrichtung vielleicht nur viel Geld!"

# Evidence-based Practice

## 1.) Auftragsklärung

Die Versorgung mit Nahrung ist eine pflegerische Tätigkeit und beispielsweise im Modell der fördernden Prozesspflege nach M. Krohwinkel im AEDL 5 Essen und Trinken können erfassbar. Außerdem besteht der Auftrag der Heimleitung hier nach Evidence zu suchen.

## 2.) Fragestellung (PIKE)

Welchen **E**influss hat das zusätzliche tägliche Angebot von **P**ingerfood bei Menschen mit Demenz im Gegensatz zum herkömmlichen Nahrungsangebot?

# Evidence-based Practice

## 3.) Literaturrecherche
## Fachbücher, Monographien, graue Literatur:

**AG Ethik in der Pflege (2010):** Pflegiothek. Essen und Trinken im Alter: Mehr als Ernährung und Flüssigkeitsversorgung". Berlin: Cornelsen Verlag

**Bayerisches Staatsministerium für Arbeit und Sozialordnung (2007):** Ratgeber für die richtige Ernährung bei Demenz. Appetit wecken. Essen und Trinken genießen. München: Reinhardt Verlag

**Biedermann, Markus (2011):** Essen als basale Stimulation: FingerFood - Eat by walking. Hannover: Verlag Vincentz Network

**Bremer-Roth, Dr. Friederike; Henke, Friedhelm; Lull, Anja; Borgers, Cilly; Borgers, Alfred; Cleve, Dr. Friedrich und Wowra, Andrea (2011):** Altenpflege 1, Aus der Reihe „In guten Händen". Berlin: Cornelsen Verlag

**Hammerla, Monika (2009):** Der Alltag mit demenzerkrankten Menschen. Pflege in den verschiedenen Phasen der Erkrankung. München: Urban und Fischer Verlag. Elsevier.

**Kolb, Christian (2003):** Nahrungsverweigerung bei Demenzkranken: PEG-Sonde - ja oder nein? Frankfurt am Main: Mabuse-Verlag

**Kolb, Horst Siegfried (2008):** Mitschrift im Rahmen der Ausbildung Qualifikation zum Ernährungsbeauftragten. AWO-Bildungsstätte Münchberg. Münchberg

# Evidence-based Practice

**Menebröcker, Claudia (2007):** Ernährung in der Altenpflege. München: Urban und Fischer Verlag. Elsevier,

**Menebröcker, Claudia; Rebbe, Jörn und Gross, Annette (2010):** Kochen für Menschen mit Demenz. Norderstedt: Books on Demand

**Rückert, Willi; Bauer-Söllner, Brigitte; Brinner, Claudia; Ding-Greiner, Christina; Kolb, Christian; Lärm, Mechthild; Mybes, Ursula; Schreier, Magdalena und Vanorek, Renate (2007):** Ernährung bei Demenz. Bern: Hans Huber Verlag

**Stadt Nürnberg, Nürnberg Stift (NN):** Leitlinie Ernährung. Handreichung. Stadt Nürnberg. Nürnberg

## ✦ Evidence-Level?

✦ Da es sich ausschließlich maximal um Meinung von Experten bzw.

Erfahrungen von Autoritäten handelt:

## Evidence-Level: 5

(niedrigstes Ranking!!)

# Kompetenzzentrum für Fort- und Weiterbildung

# Evidence-based Practice

## 3.) Literaturrecherche
## Exemplarisch bei PubMed:

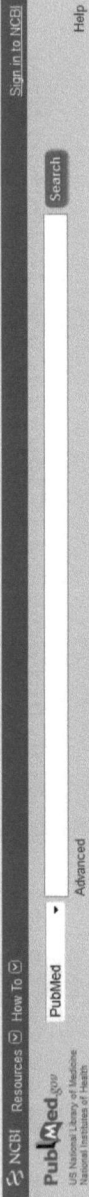
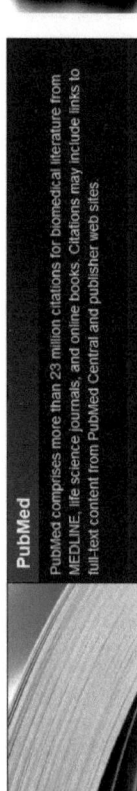
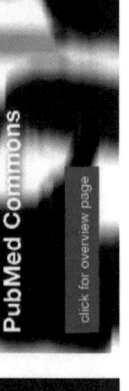

# Kompetenzzentrum für Fort- und Weiterbildung

# Evidence-based Practice

## 3.) Literaturrecherche
## Exemplarisch bei PubMed:

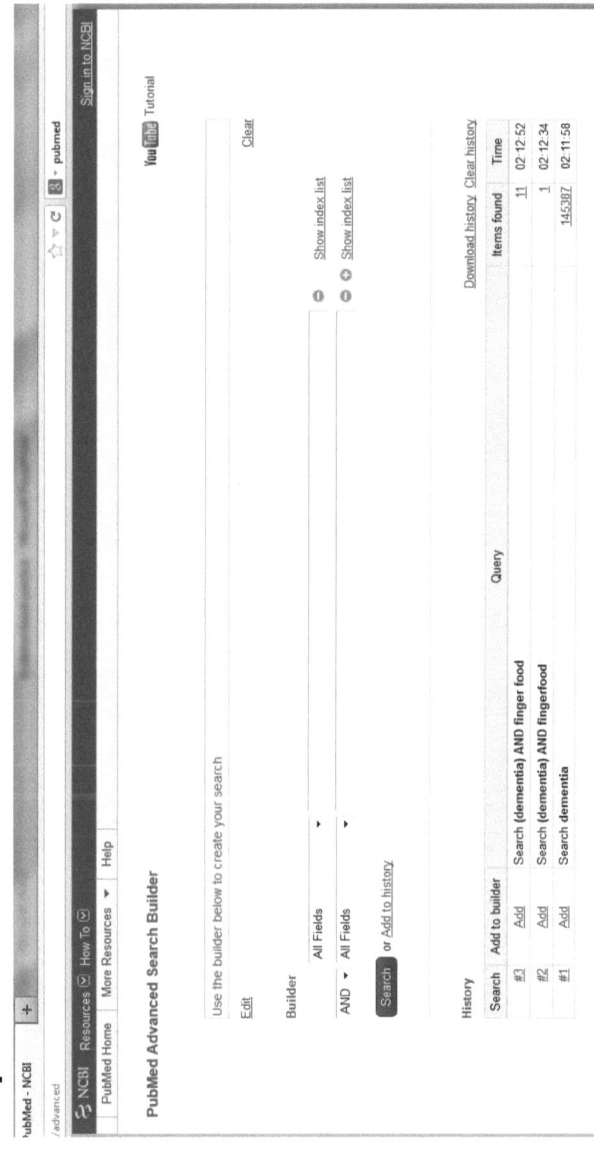

Kompetenzzentrum für Fort- und Weiterbildung

# Evidence-based Practice

## 3.) Literaturrecherche
## Exemplarisch bei PubMed:

**Search History**

| Search | Add to builder | Query | Items found |
|--------|----------------|-------|-------------|
| #3 | Add | Search (dementia) AND finger food | 11 |
| #2 | Add | Search (dementia) AND fingerfood | 1 |
| #1 | Add | Search dementia | 145387 |

Horst Siegfried Kolb; BA, MSc          Evidence-based Practice / EbP

# Kompetenzzentrum für Fort- und Weiterbildung

## Evidence-based Practice

## 3.) Literaturrecherche
## Exemplarisch bei PubMed:

## 11 Resultate:

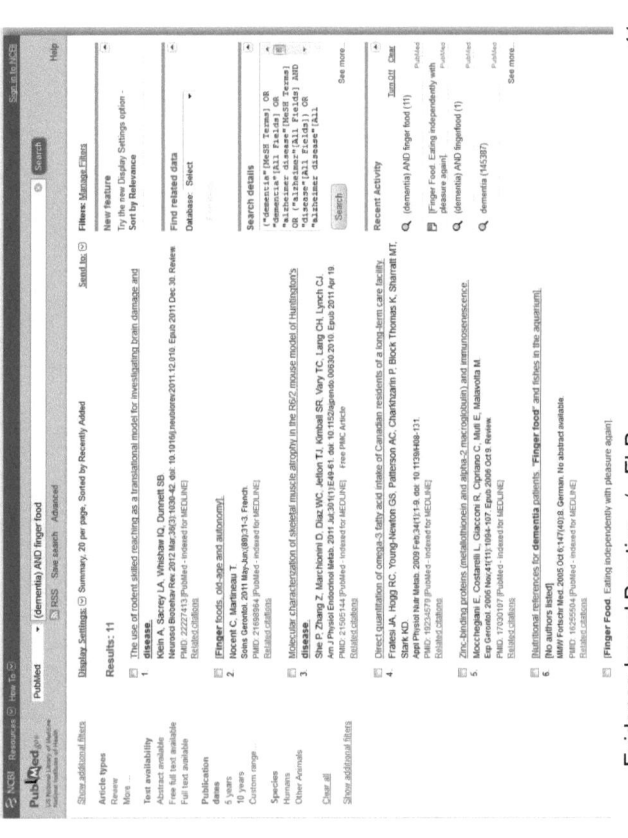

# Kompetenzzentrum für Fort- und Weiterbildung

# Evidence-based Practice

## 3.) Literaturrecherche
## Exemplarisch bei PubMed:

**Results: 11**

The use of rodent skilled reaching as a translational model for investigating brain damage and **disease**.
Klein A, Sacrey LA, Whishaw IQ, Dunnett SB.
Neurosci Biobehav Rev. 2012 Mar;36(3):1030-42. doi: 10.1016/j.neubiorev.2011.12.010. Epub 2011 Dec 30. Review.
PMID: 22227413 [PubMed - indexed for MEDLINE]

[**Finger** foods, old-age and autonomy].
Nocent C, Martineau T.
Soins Gerontol. 2011 May-Jun;(89):31-3. French.
PMID: 21698964 [PubMed - indexed for MEDLINE]

Molecular characterization of skeletal muscle atrophy in the R6/2 mouse model of Huntington's **disease**.
She P, Zhang Z, Marchionini D, Diaz WC, Jetton TJ, Kimball SR, Vary TC, Lang CH, Lynch CJ.
Am J Physiol Endocrinol Metab. 2011 Jul;301(1):E49-61. doi: 10.1152/ajpendo.00630.2010. Epub 2011 Apr 19.
PMID: 21505144 [PubMed - indexed for MEDLINE] Free PMC Article

Direct quantitation of omega-3 fatty acid intake of Canadian residents of a long-term care facility.
Fratesi JA, Hogg RC, Young-Newton GS, Patterson AC, Charkhzarin P, Block Thomas K, Sharratt MT, Stark KD.
Appl Physiol Nutr Metab. 2009 Feb;34(1):1-9. doi: 10.1139/H08-131.
PMID: 19234579 [PubMed - indexed for MEDLINE]

Horst Siegfried Kolb; BA, MSc          Evidence-based Practice  /  EbP

# Evidence-based Practice

## 3.) Literaturrecherche
## Exemplarisch bei PubMed:

Zinc-binding proteins (metallothionein and alpha-2 macroglobulin) and immunosenescence.

Mocchegiani E, Costarelli L, Giacconi R, Cipriano C, Muti E, Malavolta M.

Exp Gerontol. 2006 Nov;41(11):1094-107. Epub 2006 Oct 9. Review.

PMID: 17030107 [PubMed - indexed for MEDLINE]

[Nutritional references for **dementia** patients. **"Finger food"** and fishes in the aquarium].

[No authors listed]

MMW Fortschr Med. 2005 Oct 6;147(40):8. German. No abstract available.

PMID: 16255504 [PubMed - indexed for MEDLINE]

[**Finger Food**. Eating independently with pleasure again].

Lucic S, Schibli D.

Krankenpfl Soins Infirm. 2001 Jul;94(7):32, 88. German, Italian. No abstract available.

PMID: 11944457 [PubMed - indexed for MEDLINE]

Lesch-Nyan syndrome in an **Alzheimer's disease** patient: a case report.

Shua-Haim JR, Gross JS.

J Am Geriatr Soc. 1997 Aug;45(8):1034. No abstract available.

PMID: 9256866 [PubMed - indexed for MEDLINE]

# Evidence-based Practice

## 3.) Literaturrecherche
## Exemplarisch bei PubMed:

Putting feeding back into the hands of patients.

Ford G. J Psychosoc Nurs Ment Health Serv. 1996 May;34(5):35-9.

PMID: 8732981 [PubMed - indexed for MEDLINE]

Independence through **finger food.**

Syme S.

Contemp Nurse. 1995 Jun;4(2):80-1. No abstract available.

PMID: 7655252 [PubMed - indexed for MEDLINE]

**Finger** foods help those with **Alzheimer's** maintain weight.

Soltesz KS, Dayton JH.

J Am Diet Assoc. 1993 Oct;93(10):1106-8. No abstract available.

PMID: 8409128 [PubMed - indexed for MEDLINE]

.

# Kompetenzzentrum für Fort- und Weiterbildung

# Evidence-based Practice

## 3.) Literaturrecherche
## Exemplarisch bei PubMed / Engere Auswahl 1:

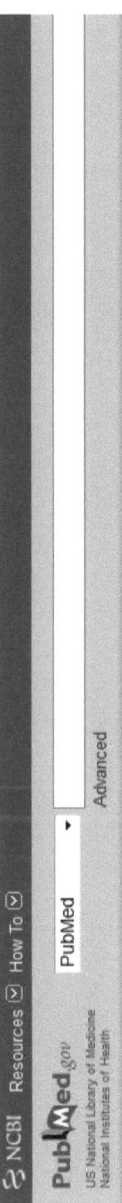

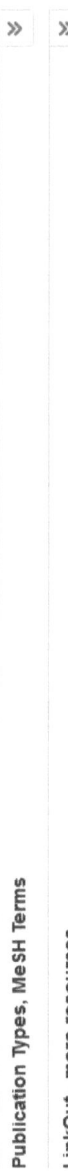

Display Settings: ⊙ Abstract

Send to: ⊙

Soins Gerontol. 2011 May-Jun,(89):31-3.

### [Finger foods, old-age and autonomy].

[Article in French]
Nocent C, Martineau T

Centre hospitalier de Gimont. dieteticienne@hospital-gimont.fr

**Abstract**
The finger foods project, based on the natural tendency to use the fingers to eat, was initiated by caregivers in response to the problems encountered by some elderly people when eating. It is part of an approach to help people suffering from dementia to feed themselves.

PMID: 21698964 [PubMed - indexed for MEDLINE]

**Publication Types, MeSH Terms**

**LinkOut - more resources**

Horst Siegfried Kolb; BA, MSc          Evidence-based Practice  /  EbP          45

# Kompetenzzentrum für Fort- und Weiterbildung

# Evidence-based Practice

## 3.) Literaturrecherche
## Exemplarisch bei PubMed / Engere Auswahl 2:

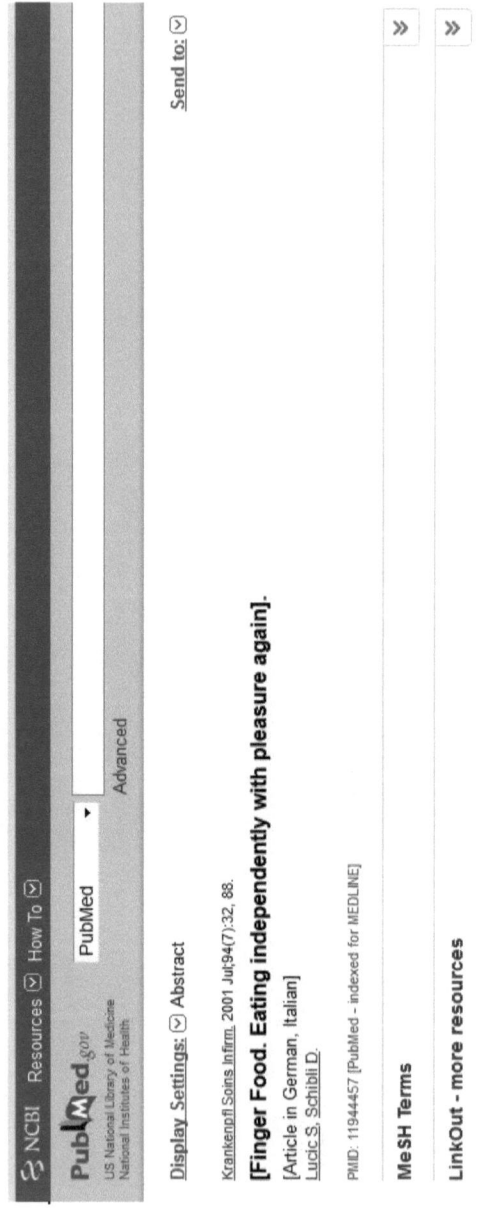

# Kompetenzzentrum für Fort- und Weiterbildung

# Evidence-based Practice

## 3.) Literaturrecherche

## Exemplarisch bei PubMed / Engere Auswahl 3:

# Evidence-based Practice

## 3.) Literaturrecherche
## Exemplarisch bei PubMed / Engere Auswahl 4:

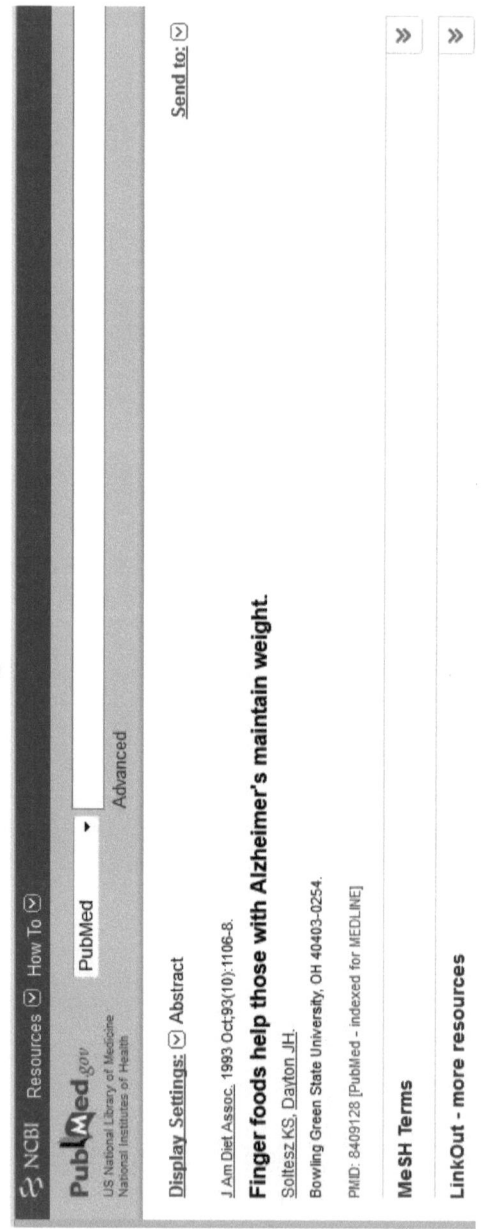

NCBI   Resources ⊙ How To ⊙

PubMed.gov
US National Library of Medicine
National Institutes of Health

PubMed ▾

Advanced

Send to: ⊙

Display Settings: ⊙ Abstract

J Am Diet Assoc. 1993 Oct;93(10):1106-8.

**Finger foods help those with Alzheimer's maintain weight.**

Soltesz KS, Dayton JH.

Bowling Green State University, OH 40403-0254.

PMID: 8409128 [PubMed - indexed for MEDLINE]

**MeSH Terms**                                              »

**LinkOut - more resources**                                »

# Evidence-based Practice

## 4.) Kritische Beurteilung

Gefunden wurden einige Publikationen, die bestenfalls Evidence-Level 5 aufweisen.

Die Datenbank-Recherche gab zunächst 11 Resultate.

Nach erster Durchsicht beschäftigten sich nur 4 mit der gestellten Frage im weitesten Sinn.

Sudien 1, 2 und 3 gingen der Frage nach dem Gewinn an Autonomie und Unabhängigkeit durch Fingerfood nach.

Lediglich Studie 4 aus dem Jahr 1993 „Finger foods help those with Alzheimer's maintain weight" weist bereits in ihrem Titel „Fingerfood hilft Alzheimerpatienten dabei ihr Gewicht zu halten" auf eine positive Korrelation von Fingerfood und Gewicht hin. (Evidence-Level ?? vielleicht 3-4)

# Evidence-based Practice

## 4.) Kritische Beurteilung

**Fazit:** Es wird zwar häufig (z. B. in der Altenpflege-Ausbildung oder Weiterbildungen zu Gerontopsychiatrischen Fachkräften) von den positiven Auswirkungen des Fingerfood-Angebotes gesprochen, allerding lassen sich wenig (1 Studie) Beweise (Evidence) finden um dies „Meinung" zu belegen!

➡ Aufgabe der Pflegewissenschaft ist es das Tun und Handeln der Pflege zu untersuchen und auf gesicherte Füße zu stellen! (Ansonsten: Gefahr des „Eisen und Föhnens"!!)

# Evidence-based Practice

## 5.) Implementierung und Adaption

Sofern Evidence gefunden wurde bzw. seitens der Heimleitung / Träger genehmigt, kann Fingerfood implementiert werden.

## 5.) Evaluation

Nach festgelegter Zeit wird die Maßnahme evaluiert. Hierzu könnte der Vergleich des BMI (Messung vor Einführung / Messung zu einem späteren Zeitpunkt) dienen.

# INFORMATIONEN ZU DATENBANKEN

Horst Siegfried Kolb; BA, MSc

Evidence-based Practice / EbP

# Kompetenzzentrum für Fort- und Weiterbildung

## Anhang

**DIMDI**

**Deutsche Institut für Medizinische Dokumentation und Information (DIMDI)**

ist eine nachgeordnete

Behörde des

Bundesministeriums für

Gesundheit und wurde

1969 mit Sitz in Köln

gegründet

**www.dimdi.de**

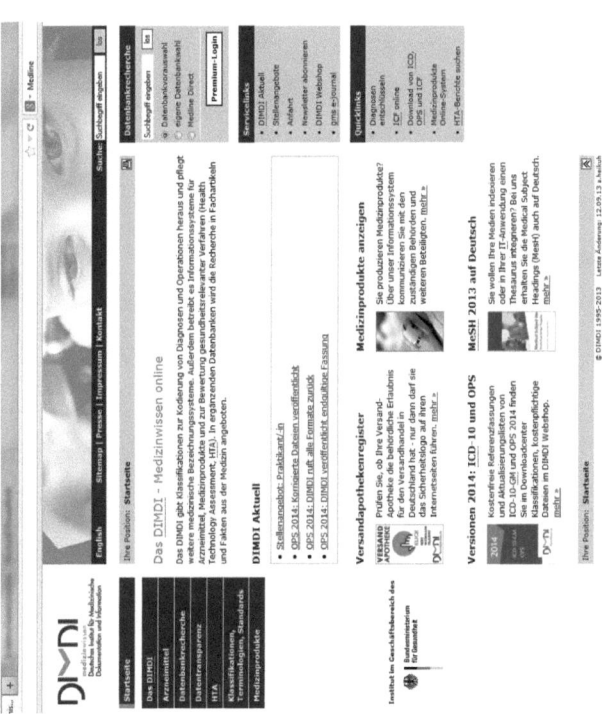

# Kompetenzzentrum für Fort- und Weiterbildung

## Anhang

### PubMed

Englischsprachige

Textbasierte

Meta-Datenbank mit medizinischen Artikeln der nationalen medizinischen Bibliothek der Vereinigten Staaten

**www.ncbi.nlm.nih.gov/pubmed**

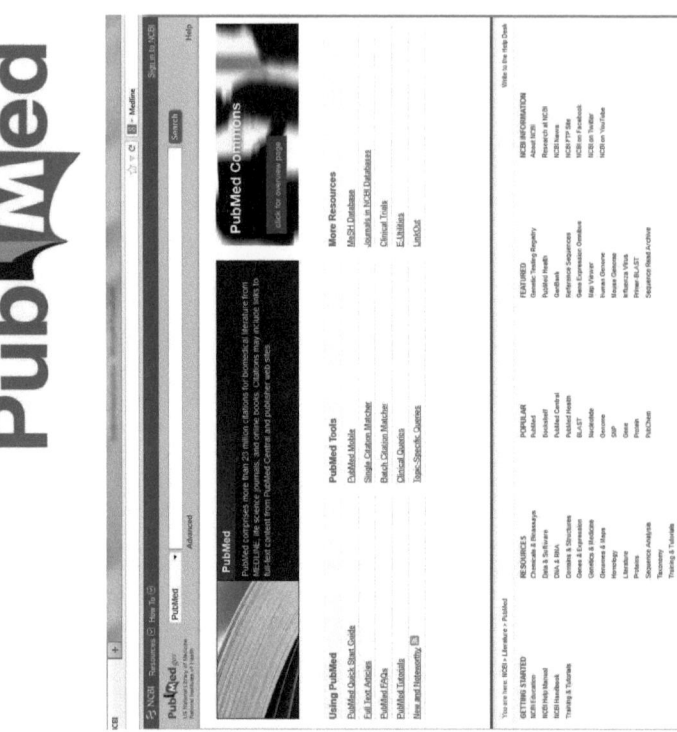

# Kompetenzzentrum für Fort- und Weiterbildung

## Anhang

## Cochrane

ein die evidenzbasierte Medizin unterstützendes englischsprachiges Informationsportal für Ärzte, Patienten und Wissenschafter.

**www.thecochranelibrary.com**

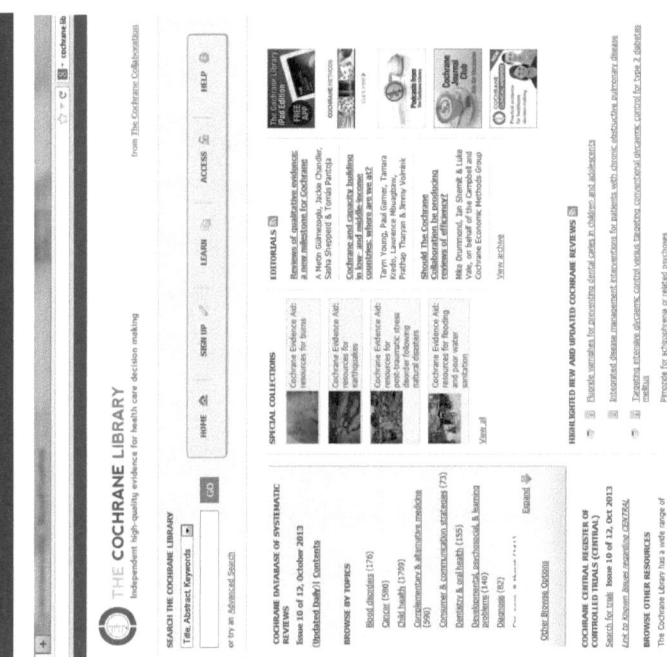

Horst Siegfried Kolb; BA, MSc      Evidence-based Practice / EbP

# Kompetenzzentrum für Fort- und Weiterbildung

## Anhang

## Cinahl

http://www.ebscohost.com/nursing/products/cinahl-databases/cinahl-complete

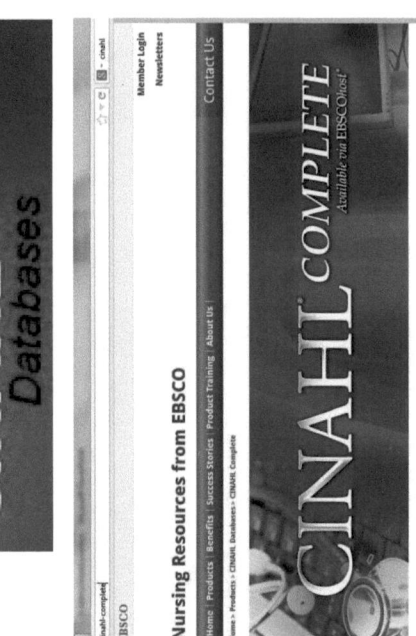

CINAHL Databases

## Anhang

## Embase

enthält Nachweise der internationalen

Literatur mit Schwerpunkt

Europa aus der gesamten

Humanmedizin und ihren

Randgebieten

**www.embase.com**

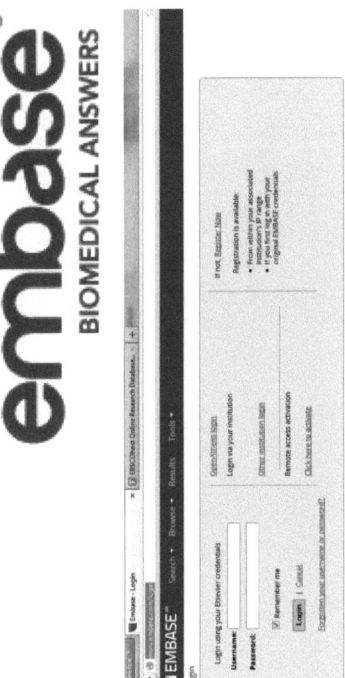

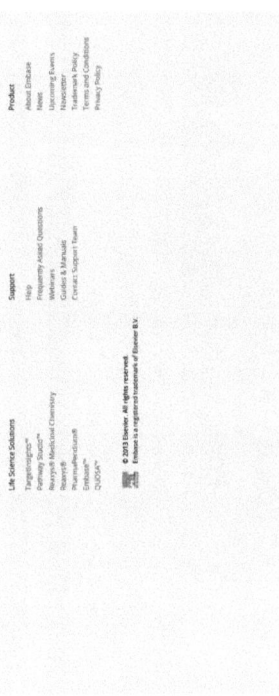

# Kompetenzzentrum für Fort- und Weiterbildung

## Anhang

## PsycINFO

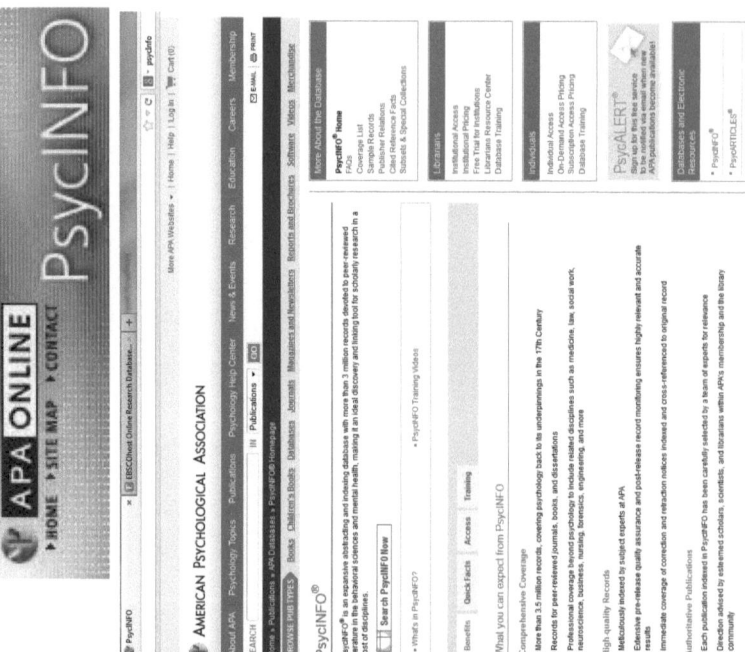

enthält Nachweise der internationalen Literatur zur Psychologie sowie zu psychologierelevanten Gebieten von Medizin, Psychiatrie, Krankenpflege, Soziologie, Erziehungswissenschaften, Pharmakologie, Physiologie, Linguistik, Anthropologie, Wirtschafts- und Rechtswissenschaften

http://www.apa.org/pubs/databases/psycinfo

Horst Siegfried Kolb; BA, MSc                     Evidence-based Practice  /  EbP

# Kompetenzzentrum für Fort- und Weiterbildung

## Anhang

## Medline

enthält Nachweise der internationalen Literatur aus der Medizin, einschließlich der Zahn- und Veterinärmedizin, Psychologie und des öffentlichen Gesundheitswesens.

www.nlm.nih.gov

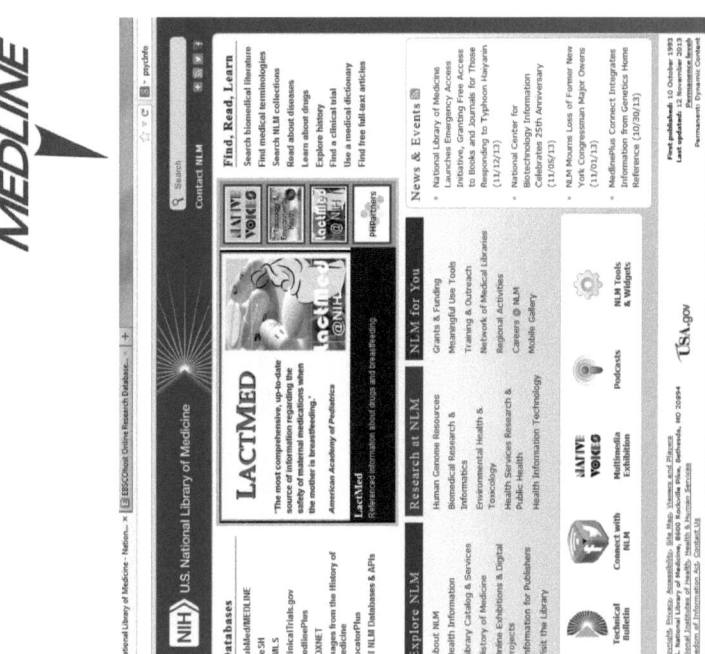

# Kompetenzzentrum für Fort- und Weiterbildung

## Anhang

## Weitere Information zu weiteren Datenbanken:

http://www.dimdi.de/dynamic/de/db/dbinfo/index.htm

# Kompetenzzentrum für Fort- und Weiterbildung

## Literaturverzeichnis

**Behrens, Johann & Langer, Gero (2010):** Evidence-based Nursing and Caring. Methoden und Ethik der Pflegepraxis und Versorgungsforschung. Bern: Hans Huber Verlag

**Center for Evidence-Based Management** (CEBMa) (2013): What are the levels of evidence?. Online im Internet unter: http://www.cebma.org/frequently-asked-questions/what-are-the-levels-of-evidence. Amsterdam

**Jornitz, Sieglinde (2008):** Was bedeutet eigentlich "evidenzbasierte Bildungsforschung"? Über den Versuch, Wissenschaft für Praxis verfügbar zu machen am Beispiel der Review-Erstellung. In: Die Deutsche Schule. Jahrgang 100. Heft 2/2008. S. 206 - 216. Gewerkschaft Erziehung und Wissenschaft im DGB in Zusammenarbeit mit der Max-Traeger-Stiftung (Hrsg.). Hannover

**Pflegewiki (2013): Eisen und föhnen.** Online im Internet unter: http://www.pflegewiki.de/wiki/Eisen_und_f%C3%B6hnen. Gelsenkirchen: Verein zur Förderung Freier Informationen für die Pflege e. V.

**Weitere Publikationen**

Vom gleichen Autor sind bisher erschienen:

**Kolb, Horst Siegfried (2012):**  Clinical Reasoning in der Altenpflege.
München: Grin-Verlag

**Kolb, Horst Siegfried (2012):**  Kognitive Verzerrungen im Clinical Reasoning
der Altenpflege.
München: Grin-Verlag

**Kolb, Horst Siegfried (2014):**  Intuitive Clinical Reasoning.
München: Grin-Verlag

**Kolb, Horst Siegfried (2014):**  Clinical Reasoning und der Pflegeprozess als
CRA-Prozess in der Altenpflege.
Hamburg: Disserta-Verlag